AF236682

Befreit durchatmen!

Wie Sie durch simple Atemtechniken mehr Leistung erbringen und stressfrei leben

inkl. vielen Atemübungen zur sofortigen Verbesserung Ihrer Gesundheit

Saskia Driemel

Alle Ratschläge in diesem Buch wurden sorgfältig erwogen und geprüft. Eine Garantie kann dennoch nicht übernommen werden. Eine Haftung für jegliche Personen-, Sach- und Vermögensschäden ist daher ausgeschlossen. Die Benutzung dieses Buches und die Umsetzung der darin enthaltenen Informationen erfolgt ausdrücklich auf eigenes Risiko.

Alle Rechte, insbesondere das Recht der Vervielfältigung und Verbreitung der Übersetzung, vorbehalten. Kein Teil des Werkes darf in irgendeiner Form (durch Fotokopie, Mikrofilm oder ein anderes Verfahren) ohne schriftliche Genehmigung reproduziert oder unter Verwendung elektronischer Systeme gespeichert, verarbeitet, vervielfältigt oder verbreitet werden.

🫁 INHALT

Das erwartet Sie in diesem Buch

Fühlen Sie sich manchmal gestresst oder weniger leistungsfähig? Leiden Sie vielleicht unter chronischen Schmerzen oder möchten Sie Ihre Gesundheit allgemein verbessern? Leiden Sie unter Prüfungsangst und möchten vor der nächsten Klausur oder vor der nächsten Präsentation ruhig bleiben? Dann kann Ihnen dieses Buch dabei möglicherweise helfen, denn wir möchten Ihnen vorstellen, wie die Atmung unser allgemeines Wohlbefinden beeinflussen kann und wie Sie Ihre Atmung verbessern können. Schließlich setzen schon viele

Therapeuten und Yogalehrer auf gezielte Atemtherapie, um den Körper nachhaltig zu entspannen und zu entlasten. Lassen Sie uns also gemeinsam diesen lebenswichtigen Prozess besser verstehen und trainieren!

Bevor wir uns konkreten Schritten und Übungen zuwenden, die Sie erlernen können, um Ihre Atmung auch im Alltag zu verbessern, müssen Sie zunächst nachvollziehen können, wie Ihre Atmung funktioniert und welche Folgen es für unseren Körper haben kann, wenn wir nicht richtig atmen. Aber seien Sie unbesorgt – viele Menschen in der modernen Gesellschaft leiden zwar unter den Folgen von falscher Atmung, doch jeder von Ihnen kann aktiv etwas dagegen tun. Tatsächlich kann jeder, unabhängig seines Alters oder seiner körperlichen Konstitution, durch gezielte Übungen seine Atmung nachhaltig verbessern. Und genau hierbei will Ihnen dieses Buch helfen. Nachdem wir uns mit der Atmung an sich beschäftigt haben und auch damit, warum dieses Problem so viele von uns beschäftigt, stellen wir Ihnen Atemübungen vor, mit denen Sie arbeiten können, um Ihre Atmung zu verbessern. Hierbei machen wir Sie natürlich auch auf mögliche Fehler aufmerksam, die Ihnen vielleicht unterlaufen. Zu guter Letzt wird Ihnen in diesem Buch aber auch dargestellt, wie Sie mit ein wenig Disziplin schnell zum Erfolg kommen und womöglich erste Veränderungen spüren können.

Wirkungen unserer Atmung

DIE ATMUNG VERSTEHEN

Um nachvollziehen zu können, warum die Atmung so wichtig für unser Wohlbefinden ist, müssen wir zuerst die biologischen Abläufe hinter unserer Atmung kennenlernen, genauso wie die Organe und Muskeln, die daran beteiligt sind. Es gibt hierbei viele Akteure, die dabei eine Rolle spielen: Beispielsweise unsere Lunge, die Atemmuskulatur genauso wie die Atemwege, die sich nochmal in obere und untere Atemwege aufteilen lassen.

Wenn wir einatmen, was auch Inspiration genannt wird, tun wir dies entweder über unsere Nase oder über unseren Mund. Hierbei strömt Luft über unsere Luftröhre in die Lunge. Die Lunge ist in zwei Lungenflügel und noch einmal in fünf Lungenlappen unterteilt und besitzt die sogenannten Alveolen, auch als Lungenbläschen bekannt. Ein gesunder Mensch hat ungefähr 300 Millionen Alveolen! Und diese kleinen Bläschen sind ganz besonders wichtig bei unserer Atmung, denn hier findet der Gasaustausch statt.

Beim Gasaustausch unserer Atmung wird der Sauerstoff aus der Luft durch die Lungenbläschen in unser Blut aufgenommen. Gleichzeitig sondert aber unser Blut wieder CO_2 ab, welches bei unserer Exspiration, also unserer Ausatmung, durch unsere Luftröhre und unseren Mund oder unsere Nase an die Umwelt abgegeben wird. Durch diesen Gasaustausch kann das Blut also immer wieder frischen Sauerstoff aufnehmen und verteilt diesen, mit Hilfe unserer Adern und des Kreislaufsystems, durch unseren ganzen Körper und an alle Organe.

Eine wichtige Erkenntnis, wenn man sich mit der Atemtherapie beschäftigt, ist, dass wir durch tiefes Einatmen einen stärkeren Gasaustausch hervorrufen können. Dadurch wird also mehr Sauerstoff aufgenommen und die Organe, allen voran auch das

Gehirn, werden besser mit Sauerstoff versorgt. So kann also auch die Leistungsfähigkeit des Gehirns unterschiedlich durch die Atmung beeinflusst werden. Andersrum ist starkes Ausatmen aber auch wichtig, um das CO_2 wieder aus den Lungenflügeln in die Luft zu befördern. Hier ist also ein erster Anhaltspunkt, um aktiv für eine bessere Atmung zu arbeiten.

Das war bis jetzt aber nur eine ganz grobe Erklärung, wie unsere Atmung theoretisch funktioniert. Wichtig ist nämlich auch, dass die Atmung ein komplexes Gefüge aus Muskelkontraktionen ist. Wenn wir einmal unsere Hand auf den Brustkorb legen und tief einatmen und nach ein paar Sekunden wieder tief ausatmen, merken wir, wie sich dabei unser Brustkorb hebt und wieder senkt – wir fühlen also, wie sich unsere Lungen mit Sauerstoff füllen. Damit sich aber unsere Lunge überhaupt ausdehnen kann, müssen die Atemmuskeln daran beteiligt sein. Der bekannteste und wichtigste Atemmuskel ist das Zwerchfell. Dies sorgt nicht für die Ausdehnung der Lunge, sondern vor allem, dass das CO_2 bei der Ausatmung wieder über die Luftröhre in unsere Umwelt abgegeben werden kann. Dies geschieht dadurch,

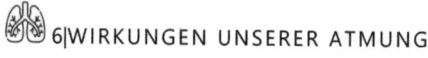

dass sich die Atemmuskeln wieder entspannen und sich ausdehnen. Dadurch wird der Brustraum verkleinert und die Luft auf diese Weise nach oben gedrängt.

Die Atmung lässt sich zudem in verschiedene Atemtechniken unterscheiden. Bei der sogenannten Brustatmung sind die Atemmuskeln zwischen den Rippen dafür verantwortlich. Hierbei erfolgen auch die Hebung und Senkung des Brustkorbs. Bei der Bauchatmung oder auch Zwerchfellatmung wird das Zwerchfell angespannt, welches etwas unter der Lunge liegt. Hierbei dehnt sich der Bauch aus. In unserem Alltag atmen wir meist mit beiden Atemtechniken gleichzeitig. Wir können aber beide Wege zum Atmen auch ganz getrennt anwenden.

Wie bereits erwähnt, kann man unsere Atemwege, also die Wege, die die Luft beim Ein- oder Ausatmen in unsere Lunge nimmt, in zwei verschiedene Areale unterteilen. Die oberen Atemwege umfassen unseren Mund, die Nasennebenhöhlen sowie den Rachen, während zu den unteren Atemwegen unsere Bronchien, die Luftröhre und der Kehlkopf zählen. Diese zwei verschiedenen Atemwege sind aber keinesfalls als abgetrennte Systeme zu verstehen, denn beide sind über Schleimhäute und den Rachen miteinander verbunden. Insgesamt funktioniert unsere Atmung sowieso nur, indem es ein komplexes Zusammenspiel vieler verschiedener Körpermechanismen ist. Genau das macht die Atmung auch so spannend! Würde nur ein Teil dieser Atmung nicht mehr funktionieren, würde das ganze System zusammenbrechen.

Da dieses lebenswichtige System also so zerbrechlich sein kann, wird es von unserem Körper auch gut geschützt. Unsere Lunge liegt sicher von vielen Rippen umgeben, sodass sie bei einem Sturz oder einem Unfall nicht beschädigt wird. Nach oben ist sie ebenfalls von unserem robusten Schulterraum abgegrenzt. Wenn einmal Fremdkörper, wie zum Beispiel Brotkrümel, in an den Eingang unserer Luftröhre geraten, kann unser Körper diese in den allermeisten Fällen durch starkes Husten wieder hinausbefördern. Normalerweise ist aber der Eingang unserer Luftröhre verschlossen, wenn wir trinken oder essen, damit hier auch nichts hineingelangen kann. Wenn einmal unsere Nase verstopft ist, können wir ohne Probleme durch den Mund atmen. Wenn wir gesund sind, wird die Nase genauso wie unser

Rachen durch unsere Schleimhäute sehr gut befeuchtet, damit die Atmung reibungslos funktionieren kann. Unsere Atmung ist zudem ein wichtiger Teil des Immunsystems, da wir auch jederzeit Viren einatmen können. Ein besonderes Augenmerk auf ein gesundes Atemsystem zu legen ist folglich sehr wichtig.

Die Atmung wird übrigens von Teilen unseres vegetativen Nervensystems kontrolliert. Währen der Sympathikus dafür zuständig ist, bei Aktivphasen wie beim Sport für eine tiefere und bessere Atmung zu sorgen, bringt uns der Parasympathikus dafür in die Ruhephase zurück, indem sich die Bronchien wieder verengen.

So funktioniert also die Atmung bei gesunden Menschen. Aber bei vielen verschiedenen Erkrankungen wird unsere Atmung in Mitleidenschaft gezogen und die Patienten leiden mitunter unter Luftnot. Beispiele hierfür sind unter anderem Asthma oder die chronische obstruktive Lungenkrankheit COPD. Aber auch Stresssituationen können unsere Atmung abflachen – das heißt, die Lunge dehnt sich weniger aus und es strömt weniger Luft in sie hinein. Folglich werden unsere Organe auch weniger mit

Sauerstoff versorgt. Dies kann zu unterschiedlichen Symptomen führen. Bestimmt haben die meisten von uns schon einmal Schwindel oder eine leichte Übelkeit bemerkt, wenn sie kurz davor sind, eine Präsentation zu halten. Aber genauso zählen Kribbelgefühle, Konzentrationsschwierigkeiten oder ein „Schwarz-vor-den-Augen-werden" zu den Folgen, die eine flache Atmung durch Stresssituationen haben kann. Deshalb hat unsere Psyche ebenfalls eine enorme Auswirkung auf die Atmung. Der gravierendste Fall einer psychischen Stresssituation, bei der die Atmung betroffen ist, ist die Panikattacke, infolgedessen es sogar zu einer Hyperventilation kommen kann.

Hyperventilation bedeutet erst einmal, dass jemand anormal schnell und tief atmet. Hierbei atmen wir durch die Brustatmung, und nicht, wie es angebracht wäre, durch die Zwerchfellatmung. Das wird zu einem Problem, da der Körper nicht den ganzen Sauerstoff aufnehmen kann, den wir dabei einatmen und auch nicht die komplette CO_2-Menge wieder ausatmen kann. Daher kommt es zu einem unangenehmen Engegefühl in der Brust. Hat die Hyperventilation psychische Ursachen, ist dies aber bei einem

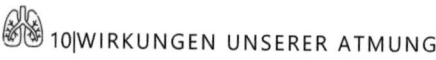

gesunden Menschen ungefährlich, auch wenn es für den Betroffenen eine angsteinflößende Situation ist.

Wir atmen ebenfalls ganz einfach tiefer und schneller, wenn wir Sport treiben. In Ruhe atmen wir etwa 14-16-mal in einer Minute und circa einen halben Liter Luft ein, bei Sport sieht das natürlich etwas anders aus. Dabei senden unsere Organe die Botschaft, dass sie mehr Sauerstoff brauchen, da sie auch mehr Energie verbrauchen. Dadurch bekommen wir den Drang, schneller und vor allem tiefer zu atmen. Ausdauersport kann unsere Atmung gut trainieren! Zu einem gewissen Grad ist zwar unser Lungenvolumen genetisch vorbestimmt, aber trotzdem kann man durch Sport sein Lungenvolumen optimieren.

Nun haben Sie einen Überblick darüber bekommen, was in Ihrem Körper überhaupt vor sich geht, wenn Sie atmen und welche Organe und Prozesse sowie Muskeln daran beteiligt sind. Außerdem können Sie zwischen verschiedenen Atemtechniken unterscheiden und wissen, inwiefern unser Atemsystem evolutionär geschützt ist. Das Atemsystem ist insgesamt ein sehr komplexer Vorgang, der dadurch auch leicht aus dem Gleichgewicht geraten kann.

Viele verschiedene Faktoren wirken auf unsere Atmung ein. Dieses erlangte Wissen können Sie sehr gut bei Ihren Atemübungen anwenden oder wenn Sie sich in Stresssituationen befinden. Sie haben den theoretischen Teil, den es zu einer erfolgreichen Atemtherapie braucht, geschafft!

Auswirkungen falscher Atmung

Bevor wir uns damit beschäftigen, welche positiven Auswirkungen die richtige Atmung auf unseren gesamten Organismus haben kann, wenden wir uns zuerst der Problematik zu, was es für Folgen haben kann, wenn wir uns in unseren Alltag an eine ungesunde Atmung gewöhnt haben. Eventuell finden Sie auch einige Beschwerden wieder, die Sie verspüren und können so herausfinden, ob eine Atemtherapie das Mittel zur Lösung sein kann. Schämen Sie sich nicht dafür, wenn

Sie bei der Lektüre dieses Buches merken, dass Sie selbst oft jahrelang nicht genug auf Ihre Atmung geachtet haben, denn so ergeht es sehr vielen Menschen, wie wir auch noch später erklären werden.

Widmen wir uns zuerst einmal kurz den vielen unterschiedlichen Ursachen für die falsche Atmung. Wie schon erwähnt, reagiert unser Körper bei akutem oder chronischem Stress mit einer zu flachen und schnellen Atmung, was Beschwerden verursachen kann. Allerdings gibt es noch viele andere Faktoren, die auf unseren Atmungsprozess einwirken. Verspannungen in und um die Atemmuskulatur erschweren unsere Atmung und können noch andere Symptome mit sich ziehen. Durch die Technologie- und Industrialisierungsprozesse wurde unsere Atmung in Mitleidenschaft gezogen. Menschen, die in einer Großstadt leben, haben häufiger Probleme mit ihrer Atmung. Es verändert sich aber nicht nur unsere Atmung, sondern auch die Sauerstoffannahme unserer Zellen. Damit unsere Zellen den Sauerstoff annehmen können, muss dieser durch bestimmte Enzyme ionisiert werden. Die verschmutzte Luft, aber auch falsche Ernährung und mangelnde Bewegung können diese Enzyme schädigen. All unsere

Beschwerden durch die falsche Atmung rühren folglich daher, dass unsere Organe durch eine zu flache oder schnelle Atmung, aber auch durch Schädigung der Atmungsenzyme zu wenig Sauerstoff bekommen. Dieser Sauerstoffmangel bewegt sich zuerst nicht in einem akuten, bedrohlichen Bereich, kann aber unseren Organismus stören und chronische Beschwerden hervorrufen. Neben diesen Ursachen und Faktoren gibt es aber auch noch viele andere Gründe, warum wir falsch atmen können. Gerade körperlich sensible Menschen reagieren oft stark auf äußere Umweltreize. Auch Menschen mit einer Vorerkrankung haben sich oft eine Fehlatmung angewöhnt, dabei ist es gerade für sie wichtig, ihre Lunge optimal zu nutzen.

Wenn wir falsch atmen, kann das zu einer Vielzahl von Beschwerden führen. Menschen, die davon betroffen sind, berichten von chronischen Kopfschmerzen, anhaltendem Schwindelgefühl oder Müdigkeit. Das Gehirn wird mit zu wenig Sauerstoff versorgt und signalisiert dies mit Kopfschmerzen. Der Schwindel kommt ebenfalls von zu wenig Blut mit genügend Sauerstoff in unserer Kopfregion und die anhaltende Müdigkeit ist auch eine Folge davon, dass wir nicht ausreichend Sauerstoff erhalten. Wir alle kennen das Gefühl, in einem Raum zu sein mit abgestandener, schlechter Luft und nach dem Öffnen eines Fensters sofort viel wacher zu sein und uns besser zu fühlen. Das Gleiche passiert auch bei dauerhafter falscher Atmung und so ist die chronische Müdigkeit die logische Konsequenz. Zudem führt die Unterversorgung des Gehirns auch zu einer Leistungsminderung und zu Konzentrationsschwierigkeiten. Diese setzen uns zum Beispiel auf dem Arbeitsplatz aber nur weiter unter Stress, was eine flache und schnelle Atmung begünstigt.

Auch Schlafstörungen werden immer wieder beobachtet bei Menschen, die falsch atmen. Das kann zum Beispiel daher kommen, dass das Gehirn mit zu wenig Sauerstoff versorgt wird und man so unter Kopfschmerzen am Morgen leidet, die uns dann aus dem Schlaf holen. Allerdings ist auch die Qualität des Schlafes vermindert, weil man durch die Unterversorgung des Gehirns meist die Tiefschlafphase nicht erreicht. Dadurch wacht man nachts öfter auf, denn man schläft nicht so tief und kann so dauerhafte Schlafprobleme entwickeln.

Durch diese Schlafstörungen wiederum wird

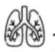

unser Immunsystem in Mitleidenschaft gezogen. Unser Körper braucht vor allem die Tiefschlafphasen, um den Organismus und das Immunsystem zu stärken und mögliche Erreger abwehren zu können. Deshalb zählt auch eine erhöhte Infektanfälligkeit zu möglichen Folgen von einer falschen Atmung.

Es gibt aber auch Beschwerden, die sich nicht direkt mit unserer Atmung in Zusammenhang bringen lassen, aber trotzdem damit erklärbar werden. Viele Betroffene berichten beispielsweise von Magen-Darm-Beschwerden. Sie fühlen sich aufgebläht oder leiden unter einem Völlegefühl. Auch schmerzhaftes Sodbrennen kann zu den Symptomen zählen. Wenn wir falsch durch unseren Mund einatmen und vor allem nicht richtig ausatmen, kommt es zu einer Luftansammlung im Bauch, welche die benannten Beschwerden erklärt.

Außerdem handelt es sich auch bei hartnäckigen Nackenschmerzen häufig um die Folge von einer Fehlatmung. Wenn wir vermehrt die Atemhilfsmuskulatur für unsere Atmung anwenden und nicht beispielsweise das Zwerchfell, führt das zu einer Überanstrengung dieser Muskeln und es kommt zu Verspannungen und Schmerzen.

Aber auch muskuläre Beschwerden, wie bestimmtes Muskelzucken – typischerweise an den Fingern oder an den Mundwinkeln – können daher kommen, dass diese uns damit den Sauerstoffmangel als Folge einer paradoxen Atmung (Fehlatmung) signalisieren.

Ein ganz wichtiges Organ, welches sich nach unserer Atmung richtet, ist unser Herz. Bei jungen, sehr gesunden Menschen kann man beim Messen des Herzschlags erkennen, dass dieser durch die Atmung gesteuert wird. Beim Einatmen schlägt das Herz dann etwas schneller, während es beim Ausatmen wieder beginnt, langsamer zu schlagen. Einatmen bedeutet Anspannung, aber auch mehr Sauerstoff im Blut, welches das Herz zu unseren Organen bringen will, während Ausatmen auch für unser Herz Entspannung signalisiert. Wenn wir nun dauerhaft falsch atmen, belastet das unser Herz. Denn unser Herz ist auf die kurzen Ruhephasen durch das Ausatmen angewiesen, um sich selbst wieder gut regulieren zu können. Es besteht also ein direkter Zusammenhang zwischen unserem Pulsschlag und unserer Atmung. Wie bereits erwähnt, atmen wir in Ruhe circa 15-20 Mal pro Minute. Dabei schlägt das

Herz eines gesunden Menschen ungefähr 60-80 Mal die Minute – bei Frauen etwas schneller als bei Männern. Wenn wir nun zu flach atmen und dadurch auch öfter in der Minute, so erhöht das unseren Ruhepuls. Ein gesunder Ruhepuls ist aber essentiell für gesunde Gefäße, ein gesundes Herz und einen normalen Blutdruck. Wenn wir also unsere Atmung verbessern, tun wir unserem Herz etwas Gutes!

Ebenfalls zu beachten sind psychische Probleme, die durch eine falsche Atmung begünstigt werden. So kann eine Fehlatmung auch eine Mitursache für Depressionen und Angstzustände sein. Dies kommt auch von einer Unterversorgung des Gehirns, die Symptome einer Depression, zum Beispiel Müdigkeit und Leistungsminderung, wiederum auch noch verstärken kann. Außerdem können Angstpatienten vieles verschlimmern, wenn sie zum Beispiel bei Panikattacken falsch atmen oder durch eine Fehlatmung eine geminderte Lungenfunktion haben. Dies kann in solchen Situationen dann schneller zu einer Hyperventilation führen. Aber auch die direkten körperlichen Beschwerden, die eine falsche Atmung nach sich ziehen kann, führen zu einer geminderten Lebensqualität und so zu depressiven

Verstimmungen und einer ungesünderen Psyche.

Ein weiterer Punkt, wenn man sich mit einer Fehlatmung beschäftigt, ist aber nicht nur die Atmung im Alltag, sondern auch die Atmung während wir Sport treiben. Insgesamt wirkt sich Sport vor allem in der Natur sehr günstig auf unsere Atmung und die Lunge aus und beugt auch Verspannungen und Stress vor, die wiederum Ursachen von falscher Atmung sein können. Wenn man beim Sport zu flach oder zu schnell atmet, was leider oft bei Freizeitsportlern ein gut zu beobachtendes Problem ist, führt das mitunter zu einem Leistungsabfall. Wenn der Körper beim Sport nicht mit genügend Sauerstoff versorgt ist, kann er seine Leistung nicht mehr erbringen. Das führt oft zu Motivationsverlust und weniger Bewegung, was sich wiederum kontraproduktiv auf unsere Atmung auswirkt.

Wie Sie sehen, kann sich falsche Atmung beim Sport schnell zu einem Teufelskreis entwickeln. Auch Seitenstechen oder Kopfschmerzen sind typische, aber zum Glück noch harmlosere, Symptome von einer Fehlatmung beim Sport. Übrigens: Nicht nur Ausdauersportler sollten auf ihre Atmung achten, sondern auch diejenigen, die Krafttraining machen! Man sollte in der Anspannungsphase, in der man die Kraft aufbringt, ausatmen und in der Phase, in der man wieder locker lässt, wieder einatmen. Trainiert man dauerhaft falsch, kann das auch bleibende Schäden an den Organen und an der Muskulatur hinterlassen.

Für bestimmte Menschen ist eine gute Atmung besonders wichtig. Dazu gehören zum Beispiel Asthma-Patienten, die sowieso schon des Öfteren mit einer tiefen Atmung zu kämpfen haben. Natürlich ist es gerade bei einem Asthmaanfall sehr wichtig, richtig zu atmen und bestimmte Techniken anzuwenden, die die Beschwerden lindern und die Bronchien weiten, sodass wieder genug Luft in die Lunge gelangt. Allerdings sollten Asthmapatienten auch abseits von Anfällen im Alltag auf eine gesunde und bewusste Atmung achten. Denn so können sie ihre Lunge, die durch die Anfälle stark gestresst wird, entlasten und dauerhaft eine gesündere Lunge entwickeln, die eine verbesserte Lungenfunktion hat. Das kann zu einer erheblichen Verbesserung der Beschwerden führen und zu weniger schlimmen Anfällen. Andersrum kann eine falsche Atmung bei Asthmapatienten jedoch die Lunge weiter belasten und

Asthmaanfälle sogar erschweren. Wenn man sich dann nicht mehr auf die richtigen Atemtechniken konzentrieren kann, kann die Situation sogar lebensgefährlich werden.

Nun wurde also deutlich, dass eine gesunde Atmung essentiell für ganz verschiedene Bereiche unseres Körpers ist. Bestimmte Symptome einer falschen Atmung können zudem schon wieder andere Probleme mit sich ziehen, wie zum Beispiel die Schlafstörungen, die wiederum, wenn sie dauerhaft eintreten, eine Schwächung des Immunsystems verursachen können. So können sich schnell eine Reihe von Beschwerden einstellen, die aber alle nur auf eine falsche Atmung zurückgeführt werden können. Setzt man also hier an und verbessert die Atmung, kann das eine Reihe von Beschwerden verbessern.

Diese Aufzählung von negativen Auswirkungen von falscher Atmung auf unseren Körper mag für den einen oder anderen Betroffenen vielleicht sogar angsteinflößend gewirkt haben und tatsächlich ist eine richtige Atmung wichtig für unseren Körper. Aber genauso, wie Sie mit einer falschen Atmung Beschwerden herbeirufen können, kann man mit einer kontrollierten, richtigen Atmung auch sehr positiv auf den Organismus einwirken und nicht nur die Beschwerden zunichtemachen, sondern auch darüber hinaus positive Effekte erzielen. Es lohnt sich also, an seiner Atmung zu arbeiten!

Auswirkungen richtiger Atmung

Nachdem wir uns also all die negativen Folgen durch Fehlatmung auf unseren Körper angeschaut haben, soll hier nun erläutert werden, was richtige Atmung für positive Auswirkungen auf unseren Organismus und auf unser Leben haben kann. Das richtet sich natürlich auch danach, welche Beschwerden Sie verspüren.

Je nachdem, welche Beschwerden man durch die falsche Atmung hat, empfehlen sich verschiedene Atemübungen, um das Lebensgefühl wieder zu

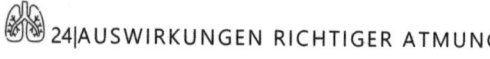

verbessern. Dazu erfahren Sie aber später noch mehr. Insgesamt kann man sagen, dass auch Menschen, die sich gesund fühlen und keine Symptome verspüren davon profitieren können, Atemübungen zu machen und das richtige Atmen zu lernen. Denn in jedem Fall lockert dies Verspannungen, mindert Stress und kann unser Immunsystem stärken. Daher wirkt die richtige Atmung vorbeugend, selbst wenn noch keine Beschwerden bestehen.

Auch beim Yoga werden Atemübungen angewandt, welches sich unter dem Fachbegriff Pranayama zusammenfassen lässt und es wurden durch diese Übungen, in Studien, schon zahlreiche positive Effekte bewirkt. So kam eine Studie, welche von den Universitäten Karlstad und Oslo durchgeführt wurde, zu dem Ergebnis, dass die Teilnehmer, die durch Pranayama an ihrer Atmung arbeiteten, weniger Stress und Angst verspürten. Außerdem ließ sie das Training optimistischer werden. Bei einer anderen Gruppe von Studienteilnehmern, die kein Yoga-Training absolvierten, sondern stattdessen ohne Training entspannen sollten, ließ sich dieser Effekt nicht nachweisen. Daher kann man auf jeden Fall sagen, dass eine bessere Atmung eine positive Wirkung auf unser Wohlbefinden hat.

Weitere Studien wiesen ebenfalls nach, dass sich Atemübungen für Asthma- und COPD-Patienten besonders lohnten, begleitend zur medikamentösen Therapie, um ihre Lungenfunktionen zu verbessern und ein beschwerdefreieres Leben zu führen.

Da Atemübungen das vegetative Nervensystem wieder darauf trainieren, erfolgreich die Atmung im Ruhezustand zu kontrollieren, verbessern sich durch die Übungen sowohl die Schlafqualität als auch die Länge des Schlafs. Dies rührt auch daher, dass unser Gehirn wieder ausreichend mit Sauerstoff versorgt wird und die Tiefschlafphase ebenfalls wieder erreicht wird.

Viele positive gesundheitliche Effekte lassen sich durch die richtige Atmung verzeichnen. So senken Atemübungen beispielsweise den Blutdruck, da unser Herz entlastet wird. Insgesamt helfen die Übungen dabei, unser Herz-Kreislauf-System zu stärken und Krankheiten vorzubeugen. Das Immunsystem wird ebenfalls deutlich stärker, da das Atemsystem ja, wie wir schon erfahren haben, selbst ein Teil dieses ist.

Es lassen sich viele weitere günstige Effekte auf

unsere mentale Gesundheit finden. Dadurch, dass unser Gehirn wieder ausreichend mit Sauerstoff versorgt wird, lassen sich viele Beschwerden vermindern, die durch das Gehirn ausgelöst werden. So vermindern Atemübungen Schwindelgefühle, Kopfschmerzen und anhaltende Müdigkeit. Darüber hinaus lässt sich außerdem eine verstärkte Leistungs- und Konzentrationsfähigkeit verbuchen. Ein gut versorgtes Gehirn kann nämlich auch mehr leisten. Deshalb lohnen sich Atemübungen auch in Lernphasen bei Schülern und Studenten oder im Arbeitsalltag, wenn man vor größeren mentalen Herausforderungen steht. So erlangt das Gehirn mehr Denkleistung durch die richtige Atmung. Aber nicht nur das Gehirn wird wieder ausreichend mit Sauerstoff versorgt, sondern auch alle anderen Teile unseres Körpers. So kann häufiges Muskelzucken verringert werden und man kann nachweislich den Sauerstoffgehalt im Blut durch Atemtherapie und Atemübungen vergrößern. So können Sie versichert sein, dass alle Organe genügend Sauerstoff bekommen.

Ebenfalls positiv wirken Atemübungen auf bestehende Verspannungen. Werden nur noch die Atemmuskeln verwendet, die auch dafür geeignet sind, die Atmung dauerhaft zu lenken, vermindert dies bestehende Verspannungen und beugt Schmerzen durch eine überanstrengte Hilfsatemmuskulatur, die fälschlicherweise im Alltag für die Atmung eingesetzt wird, vor. Außerdem reduzieren Atemübungen Stress und lindern so Faktoren, die begünstigend auf das Entstehen von Verspannungen einwirken können. Auch Menschen, die unter Haltungsfehlern leiden, können von Atemübungen profitieren, da diese oft ebenfalls von Stress verursacht werden können. Durch die richtige Atmung wird der Stress verringert und die Schmerzen, die durch eine falsche Atmung entstehen, gelindert.

Atemübungen helfen außerdem dabei, bestehende Verdauungsbeschwerden zu lindern sowie vorzubeugen. Wenn Sie lernen, richtig ein- und auszuatmen, können Sie einen Blähbauch, Völlegefühl und Sodbrennen vermindern, da nicht mehr zu viel Luft in Ihren Bauch gelangt. Zudem darf man nicht vergessen, dass Reizdarm- oder Reizmagenpatienten chronisch unter verschiedenen Magen-Darm-Beschwerden leiden, ohne dass es eine ersichtliche organische Ursache dafür gibt.

Bei diesen Patienten, aber auch generell bei den

meisten Menschen, zeigen sich andere Beschwerden, wie zum Beispiel Stress oder andere psychische Ausnahmesituationen, sehr oft durch Magen-Darm-Symptome. Da eine richtige Atmung sich auch positiv auf die psychische Gesundheit auswirkt, können Atemübungen also auch hierbei den Beschwerden entgegenwirken.

Bei der psychischen Gesundheit stehen auch Angstpatienten im Vordergrund. Angst sorgt immer für Stress im Körper, führt zu einem beschleunigten Herzschlag, einer flachen Atmung und enormer Anspannung der Muskeln, was wiederum weitere Schmerzen auslösen kann. Auch hier gilt also: tief durchatmen. Für Angstpatienten ist es nicht nur wichtig, sich während einer Angstattacke um ruhiges Atmen zu bemühen, was die Angst lindern und die Attacke sogar frühzeitig beenden kann, sondern gerade für diese Menschen ist eine gute Atmung auch im Alltag wichtig. Dadurch werden sie nämlich insgesamt entspannter und ausgeglichener und der Körper kann sich erholen. Außerdem werden so Verspannungen und andere Schmerzen, die von der Anspannung durch die Angst kommen, gelindert.

Es liegen zudem Anhaltspunkte vor, dass die

 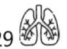

richtige Atemtechnik nicht nur bei alltäglichen Kopf-schmerz-Patienten die Symptome lindern kann, sondern auch bei Menschen, die unter Migräne leiden. Hier können Atemübungen zum einen dafür sorgen, dass die Anzahl der Kopfschmerz-Attacken vermindert wird und zum anderen können die Schmerzen während eines Migräneanfalls gelindert werden.

Prinzipiell und auch allgemein gilt: Wenn Sie unter akuten Schmerzen stehen, hilft die richtige Atmung enorm, um diese zu verringern, egal ob die Schmerzen von einer Fehlatmung kommen oder nicht. So empfiehlt man zum einen Menschen, die gerade unter Seitenstechen leiden, die Arme nach oben zu nehmen und ruhig und tief zu atmen, zum anderen übt man aber auch mit Schwangeren gewisse Atemtechniken ein, damit sie die schmerzhaften Wehen besser überstehen. Doch nicht nur während der Geburt helfen Atemübungen den schwangeren Frauen. Es ist ganz normal, dass Hochschwangere schneller aus der Puste kommen, da die Atemmuskulatur vom anwachsenden Bauch eingedrückt wird und die Frau natürlich mehr Gewicht tragen muss. Eine Schwangerschaft kann durchaus Stress für den Körper, die Psyche und das Herz der Frau bedeuten.

Mit der richtigen Atmung auch im Alltag kann man es aber gut schaffen, entspannt zu bleiben und den Körper so gut es geht zu entlasten.

Durch eine langsamere und tiefere Atmung können wir unseren Ruhepuls dauerhaft verringern und gönnen unserem Herz mehr Ruhephasen. Ein niedrigerer Ruhepuls zeugt davon, dass das Herz stärker ist, da es weniger Schläge pro Minute braucht, um alle Organe ausreichend mit Sauerstoff zu versorgen. Das ist für Sportler und alle Menschen mit Vorerkrankung besonders wichtig. Wenn Sie zum Beispiel selbst einmal testen wollen, wie es um Ihre Atem- und Herzaktivität steht, können Sie Ihren Ruhepuls ganz einfach selbst testen. Am besten tut man dies morgens nach dem Aufwachen, noch bevor man aufgestanden ist. Legen Sie einfach Ihren Zeige- und Mittelfinger an Ihr Handgelenk oder an Ihren Hals und erfühlen Sie Ihren Puls. Nun zählen Sie 30 Sekunden lang, wie oft Ihr Herz schlägt. Am Ende dieses Tests nehmen Sie das Ergebnis mal zwei und Sie haben Ihren Ruhepuls und bekommen zugleich Aufschluss darüber, wie trainiert Sie sind.

Außerdem wird die richtige Atmung auch, ganz biologisch gesehen, den Körper befreien: Bei der

Framingham-Herz-Studie kam nach einer dreißigjährigen Studienphase heraus, dass eine verbesserte Atmung dafür sorgt, dass 70 Prozent der körperlichen Abfallstoffe ausgeschieden werden können. Diese und andere Studien legen zudem einen Zusammenhang zwischen einer gesunden Atmung und einem langen Leben nahe. Denn Zellen, die mit genügend Sauerstoff versorgt werden und so auch mehr Energie produzieren können, leben länger. Daher kann also die richtige Atmung dabei helfen, gesund alt zu werden. Generell hilft die richtige Atmung nämlich auch dabei, die Durchblutung des Körpers zu verbessern und die inneren Organe zu stimulieren. So können Krankheiten, auch abseits der Verbesserung des Immunsystems, ebenfalls abgeschwächt werden. Zudem regt eine tiefe Atmung den Zellstoffwechsel an.

Auch beim Sport kann die richtige Atmung wahre Wunder vollbringen. Es wird nicht nur das Verletzungsrisiko durch eine Fehlatmung verhindert, sondern die richtige Atmung vermindert, beispielsweise beim Ausdauersport, früh einsetzende Atemnot und Seitenstechen. Generell gilt, dass man durch eine ausgewogene Atmung beim Sport auch bessere Ergebnisse erzielt. Während wir Sport treiben, ist es nämlich essentiell wichtig, dass unser gesamter Organismus mit genügend Sauerstoff versorgt wird. Hierbei können wir zusätzlich zu den Atemübungen ebenfalls unsere Lunge trainieren und die Atmung verbessern. Da auch unsere Muskeln ausreichend versorgt werden müssen, ist zudem beim Kraftsport auch auf die richtige Atmung zu achten. Außerdem verhindert die richtige Atmung beim Sport, dass wir durch eine Fehlatmung die Motivation am Sport verlieren und in einen Teufelskreis geraten, der letztlich sogar schädlich ist. Mit der richtigen Atmung können Sie die Freude am Sport dauerhaft behalten und bessere Erfolge erzielen!

Nun haben Sie auch all die Gründe erfahren, warum man sich mit Atemübungen auseinandersetzen sollte und welche positiven Effekte Sie durchaus erwarten können. Eventuell hat dies Ihre Motivation jetzt noch mehr geweckt, sofort die richtige Atmung zu trainieren, doch lassen Sie uns darauf eingehen, warum die falsche Atmung für so viele Menschen ein Problem darstellt. Sie werden sehen, dass Sie mit Ihren Leiden nicht allein sind! Die richtige Atmung ist also wirklich eine wahre Wunderwaffe, die unseren ganzen Organismus betrifft.

Ein Problem vieler Menschen

DIE FALSCHE ATMUNG

Vielleicht fühlen Sie sich mit Ihrem Problem ziemlich allein gelassen. Denn obwohl sich in den letzten Jahren sehr viel in der Atemtherapie und der Betrachtung der Atmung mit all ihren Auswirkungen auf den Organismus verändert hat, kommen nur wenige Mediziner bei den genannten Symptomen sofort auf eine Fehlatmung. Allerdings sollte man wissen, dass die falsche Atmung mittlerweile sehr viele betrifft und viele davon kennen selbst die Ursache für ihre Probleme nicht. Es gibt keine verlässlichen Aussagen darüber, wie viele Menschen in Deutschland eine Fehlatmung im Alltag haben, doch die Dunkelziffer liegt vermutlich hoch. Das liegt unter anderem daran, dass das Leiden meist unerkannt bleibt, da man andere, organische Ursachen zuerst hinter den Symptomen vermutet.

Die meisten Menschen in Deutschland leiden im Alltag unter zu wenig Bewegung, sei es wegen der Arbeit oder der Bequemlichkeit, die uns Menschen natürlich angeboren ist. Zudem kommen die schlechte Luftqualität in den Großstädten und eine enorme Stressbelastung, die immer früher beginnt, hinzu. Schon Schulkinder können Beschwerdebilder entwickeln, die auf eine falsche Atmung hindeuten. Unser Körper ist also von vielen Faktoren in unserer Lebensweise durchaus negativ beeinflusst. Auch unsere heutige Ernährung liefert dem Körper meist nicht das, was er wirklich braucht. Deshalb hat sich die Fehlatmung wahrscheinlich zu einem wahren Volksleiden entwickelt, auch wenn dies noch nicht so wahrgenommen wird, da viele schlichtweg gar nicht wissen, dass man ein Problem mit der Atmung haben kann. Die Atmung erscheint uns als ein völlig natürlicher, unkontrollierbarer Prozess in unserem Körper, der einfach da ist und funktioniert. Gerade deshalb sollte man ihm allerdings besondere

Aufmerksamkeit schenken und verstehen, dass man seine Atmung sehr wohl kontrollieren kann.

Viele Menschen verspüren zudem eine geistige Leistungsschwäche und chronische Müdigkeit. Die meisten gehen davon aus, dass sie einfach der Alltag auslaugt, doch bei vielen von ihnen liegt auch eine Fehlatmung hinter den Symptomen. Zudem können Atemübungen auch gezielt bei Migränepatienten eingesetzt werden, was auch in einigen entsprechenden Kliniken schon passiert. Denn auch Sauerstoffmangel kann ein sogenannter Trigger sein, der einen Migräneanfall auslösen kann.

Prinzipiell lohnen sich Atemübungen auch auf jeden Fall bei Patienten mit Herz-Kreislauf-Problemen, da man mit diesen Übungen das Herz und die Lunge dauerhaft entlasten kann. Auch hier zeigen sich nämlich oft Symptomatiken, die daher rühren, dass sich einige Patienten mit diesen Problemen eine Fehlatmung angewöhnt haben. Es gibt also viele Menschen mit Symptomen, die durch eine gezielte Atemtherapie gelindert werden könnten.

Auch in unserer Redeweise finden sich immer wieder Hinweise darauf, dass schon unsere Vorfahren von der Bedeutung der Atmung, unter anderem auf unsere Psyche, Bescheid wussten. So raten wir allen nervösen Menschen oder solchen, die gerade unter Schock stehen, sich erst mal hinzusetzen und tief Luft zu holen. Denn wenn wir dies tun, verlangsamen wir unsere Atmung und es kommt wieder genug Sauerstoff in unser Gehirn, welches die erlebte Situation gerade verarbeiten muss. Prinzipiell wissen wir also ganz genau, dass unsere Atmung enorme Auswirkungen auf unseren Körper hat, nur leider erkennen viele noch nicht den Zusammenhang zwischen Symptomen und deren Ursachen.

Wie viele Menschen beim Sport falsch atmen, ist sehr unklar, da die meisten Freizeitsportler natürlich keinen Trainer an der Seite haben, der auf ihre Atmung achtet und die richtige Atmung anleiten kann. Wahrscheinlich achten Freizeitsportler aber viel zu wenig auf ihre Atmung – egal ob beim Ausdauersport oder beim Krafttraining. Nur bei wenigen, ausgewählten Sportarten wird generell auf die Atmung genau geachtet und diese auch angeleitet – wie zum Beispiel beim Yoga. Ansonsten spielt die Atmung meist nur beim Training von Profisportlern eine größere Rolle, doch da kann sie gezielt eingesetzt zu weniger Verletzungen und besserer

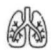

Leistung führen. Dass diese Effekte jedoch auch schon bei Freizeitsportlern durch Atemübungen erzielt werden können, ist mittlerweile hinreichend wissenschaftlich bewiesen.

Es lässt sich zudem beobachten, dass viele kranke Menschen, wie zum Beispiel Asthmatiker oder COPD-Kranke, meist nur in den Phasen auf ihre Atmung achten, in denen es ihnen schlecht geht. Asthmapatienten wenden zum Beispiel oft genug die bestimmten Atemtechniken bei einem Anfall an, doch im Alltag denken die wenigsten daran, ihre Atmung zu verbessern. Dabei können auch chronisch Kranke langfristig ihr Beschwerdebild verbessern, wenn sie ihre Lungenfunktion auch in beschwerdefreien Phasen optimieren.

Wie Sie in diesem theoretischen Teil gesehen haben, ist die Atmung ein ausgeklügeltes System unseres Körpers, welches durchaus steuerbar ist und viele verschiedene Bereiche unseres Organismus` beeinflussen kann. Außerdem wissen Sie nun, dass sich viele Menschen in unserer Gesellschaft leider eine falsche Atmung angewöhnt haben. Doch seien Sie unbesorgt – im nächsten Teil dieses Buches erfahren Sie alles darüber, wie Sie Schritt für Schritt die richtige Atmung erlernen können und schnell zum Erfolg kommen. Ihr Körper wird es Ihnen danken.Die richtige Atmung erlernen.

Atemübungen, die jeder kann

Mit Sicherheit haben Sie bis hierhin schon einiges an Motivation gewonnen, um nun an Ihrer Atmung zu feilen und mit gezielten Übungen Ihre Fehlatmung zu korrigieren oder generell Ihre Atmung zu verbessern und sich zu entspannen. Deshalb stellen wir Ihnen hier nun einige Übungen vor, die für jedermann geeignet sind, die Atmung zu verbessern. Generell können Sie diese Übungen überall durchführen, doch für den Anfang fällt es den meisten Menschen leichter, sich an einen ruhigen, ungestörten Platz zu begeben und sich zu

 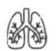

entspannen, damit sie sich dann vollends auf ihre Atmung konzentrieren können. Versuchen Sie, es sich auf jeden Fall bequem zu machen und genau auf Ihren Körper und Ihre Atmung zu hören. Es hilft zudem, die Übungen im Freien durchzuführen. Wenn Sie zum Beispiel einen Garten haben, können Sie sich mit einer Matte in diesen begeben und die Übungen machen. So kommt frische, sauerstoffreiche Luft in Ihre Lunge und die Müdigkeit, unter der Sie eventuell auch leiden, verfliegt dann wie von ganz allein.

Wenn Sie keinen Garten oder Balkon zur Verfügung haben und es Sie etwas beschämt, die folgenden Übungen in einem öffentlichen Park durchzuführen, können Sie auch in einem Zimmer lernen, richtig zu atmen, am besten machen Sie hierbei aber ein Fenster auf oder lüften Sie vorher gut durch. Es hilft außerdem, bequeme Kleidung anzuhaben, damit Sie sich noch mehr entspannen und sich ganz auf Ihren Körper konzentrieren können und nicht etwa auf die zu enge Jeans, die an Ihrem Bauch zwickt. Die allerwichtigste Vorbereitung ist aber: Zeit. Planen Sie gerade anfangs genug Zeit für die Übungen ein, um nicht zwischendrin in Zeitnot zu geraten. Versuchen Sie außerdem, nicht mit vollem Magen zu trainieren, da das oft ein unangenehmes, drückendes Gefühl erzeugt. Die Atmung sollte entspannend wirken und der Ein- und Ausatmungsprozess wird bei den Übungen in die Länge gezogen. Sie sollten sich diese Zeit auf jeden Fall nehmen. Nun sind Sie bestens vorbereitet!

Als Aufwärmprogramm ist die folgende Übung gut geeignet, um Ihren Atmungsprozess und Ihren Körper insgesamt wieder hoch auf Touren zu bringen. Hierbei sollen Sie Ihren ganzen Körper ausgiebig strecken – zuerst im Stehen, dann im Sitzen und dann noch einmal im Liegen. Strecken Sie die Arme von sich und bewegen Sie all Ihre Finger. Verfahren Sie genauso mit Ihren Beinen. Dabei sollten Sie ebenfalls einmal Ihren Mund weit öffnen und so tun, als müssten Sie gähnen. Genießen Sie dieses Gefühl des Aktivierens Ihres Organismus richtig. Versuchen Sie alle Muskeln in Ihren Gliedern zu erfühlen und kurz anzuspannen, indem Sie sie strecken. Wenn Sie liegen, können Sie auch einmal in den Vierfüßler-Stand übergehen und zuerst einen Buckel mit Ihrem Rücken formen und dann in ein gewolltes Hohlkreuz fallen. Das entlastet Ihre gesamte Wirbelsäule, die eventuell durch eine Fehlatmung auch schon in

Mitleidenschaft gezogen wurde. Wenn Sie dieses „Sich-Strecken" ausgiebig gemacht haben, sind Sie auf jeden Fall bereit für die Atemübungen.

Die erste Übung, die wir nun vorstellen werden, trainiert Ihre Bauchatmung, die Ihnen dabei hilft, langsamer und dafür tiefer zu atmen. Stellen Sie sich dafür am besten hin und legen Sie eine flache Hand auf Ihren Bauch. Nun atmen Sie ganz tief durch die Nase ein. Am besten zählen Sie dazu im Kopf gedanklich bis drei. Während des Einatmens sollten Sie ganz bewusst darauf achten, dass sich Ihre Bauchdecke nach vorn hin aufwölbt – das ist die Bauchatmung. Dann atmen Sie wieder langsam aus. Dabei spüren Sie, wie Ihre Hand mit Ihrem Bauch zusammen wieder nach innen zum Ausgangspunkt geführt wird. Diese Übung hilft Ihnen anfangs auch, die Achtsamkeit auf Ihren Körper zu stärken und unterstützt die Verbindung zwischen Ihren Gedanken und Ihrem Körper.

Wenn Sie vor allem unter Stress leiden und Ihrem Körper wieder Entspannung gönnen wollen, kann Ihnen die nächste Atemübung helfen. Hierbei atmen Sie wieder durch die Nase lange ein und zählen während dieses Prozesses bis vier. Dann halten

Sie sechs Sekunden lang Ihre Luft an, bis Sie wieder ganz langsam ausatmen. Das Ausatmen sollte ganze acht Sekunden lang dauern. Dies nennt man auch die 4-6-8-Atmung und sie hilft, den Blutdruck zu senken und Stress abzubauen, indem es den Atem sehr kontrolliert ruhiger und tiefer werden lässt.

Eine weitere Methode, die Sie ausprobieren können, um mehr auf Ihre Atmung zu achten, ist das Wechselatmen. Hierbei halten Sie sich, während Sie durch die Nase einatmen ein Nasenloch zu und beim Ausatmen verschließen Sie das jeweils andere Nasenloch. Diese Übung können Sie einige Male wiederholen.

Eine Übung, die während des Yoga-Trainings des Öfteren zum Einsatz gebracht wird, ist die folgende. Eigentlich ist diese Übung dafür da, wenn die Organe zum Beispiel durch Bewegung mehr Sauerstoff brauchen, doch sie hilft ebenfalls im Ruhezustand, eine gute Atmung zu erlernen und der Unterversorgung der Organe entgegenzuwirken. Beim Einatmen sollte nicht nur der Bauch nach vorne gewölbt werden, sondern sich zeitgleich auch die Brust spürbar heben. Man sollte hierbei ganz tief einatmen und fast schon fühlen, wie sich die Lunge mit viel

Luft füllt. Dann sollte man wieder langsam ausatmen und dabei die Brust wieder senken und den Bauch wieder hineinbringen. Wenn Sie diese Übung schon ein paarmal gemacht haben, können Sie den Schwierigkeitsgrad erhöhen und nun die Ausatmung doppelt so lange gestalten wie das Einatmen. Auch hier empfehlt es sich also, gedanklich die Sekunden bei beiden Vorgängen mitzuzählen.

Bei der nächsten Übung, die wir Ihnen mit an die Hand geben wollen, sollten Sie sich am besten auf eine Matte auf den Boden legen und die Beine hüftbreit auseinanderlegen und dabei aber gebeugt auf den Boden stellen. Eine Hand legen Sie nun flach auf Ihre Brust und die andere auf Ihren Bauch. Schließen Sie Ihren Mund sanft. Spannen Sie Ihre Bauchmuskeln an und atmen Sie langsam ein. Dann atmen Sie aus und zählen dabei bis vier. Währenddessen sollte eine kleine Öffnung zwischen Ihren Lippen entstehen, aus der die Luft beim Ausatmen kontrolliert austritt. Dieser Vorgang sollte durch Zwerchfellatmung stattfinden. Dass Sie richtig atmen, können Sie dadurch kontrollieren, dass sich Ihr Bauch mit Ihrer Hand heben sollte, während Ihre Brust sich so gut wie kaum bewegen sollte. Dann atmen Sie über Ihr

Zwerchfell. Diese Übung trainiert Sie, auch im Alltag die richtige Atmung zu benutzen und lange genug auszuatmen.

Für die folgenden Übungen benötigen Sie am besten einen Stuhl, auf den Sie sich so setzen, dass Ihre Beine im 90-Grad-Winkel auf den Boden gestellt sind. Ihren Rücken können Sie entspannt, aber gerade gehalten an die Stuhllehne anlehnen und Ihre Arme können Sie entweder locker auf Ihren Schoß ablegen oder, wenn der Stuhl Armlehnen besitzt, diese darauflegen. Atmen Sie so sehr bewusst und lange ein, fühlen Sie dabei, wie die Luft in Ihre Lunge strömt und atmen Sie durch die eben erlernte Lippenbremse wieder aus. Dies kontrolliert Ihre Ausatmung enorm.

Wenn Sie einmal im Büro Stress, Verspannungen, Schmerzen oder Fehlatmung verspüren, hilft es, auch dort eine passende Übung dagegen parat zu haben. Setzen Sie sich also auf Ihren Schreibtischstuhl und lehnen Sie Ihren Rücken an. Nun atmen Sie ein und ziehen dabei Ihre Arme seitlich nach oben bis über Ihren Kopf. Wenn Sie kurz darauf wieder ausatmen, senken Sie Ihre Arme wieder und legen sie auf Ihren Bauch. Diese Übung können Sie einige Male wiederholen, um sich auch in einem stickigen Büro mit genügend Sauerstoff zu versorgen, Müdigkeit entgegenzuwirken und ganz gezielt im Alltag Ihre Atmung zu regulieren. Durch die Bewegung der Arme wird Ihre Nackenmuskulatur gelockert, was Verspannungen in diesem Bereich lindern kann.

Gerade bei Menschen, die oft mit Vollgefühl oder anderen Magen-Darm-Beschwerden zu kämpfen haben, lohnt es sich zu trainieren, wie man beim Sprechen richtig atmet. Denn oft liegt das Problem darin, dass diese Menschen beim Sprechen zu viel Luft „schlucken" und so zu viel Luft in den Bauch gelangt. Aber keine Sorge auch hier gibt es einige Übungen, die Ihnen dabei leicht helfen können. Stellen Sie sich aufrecht hin, die Beine sollten wieder hüftbreit auseinander und fest auf dem Boden stehen. Nun atmen Sie tief durch die Nase ein und halten einen Moment die Luft an. Während Sie danach durch den Mund ausatmen, erzeugen Sie mit dem Luftstrom einen leisen, zischenden „F"-Laut. So trainieren Sie ebenfalls das kontrollierte Einatmen und Ausatmen, ohne dass zu viel Luft in den Bauch oder nicht das gesamte CO_2 aus der Lunge gelangt.

Eine weitere Übung, die auch in der Logopädie

eingesetzt wird, bezieht sich auf das Aussprechen der Frikative s, f und sch. Stellen Sie sich auch hier gerade hin und legen Sie dabei eine Hand auf den Bauch. Nun sprechen Sie laut und impulsiv immer wieder schnell nacheinander die Lautfolge s-f-sch. Hierbei sollte der Bauch zwar angespannt werden, aber ohne eine zu starke Kraftanwendung. Es sollte sich immer noch natürlich anfühlen. Fangen Sie am Anfang der Übung langsam an und steigern Sie dann zum Ende hin Ihr Tempo. Nach jedem Laut, den Sie sprechen, sollten Sie durch die entstandene Öffnung an Ihren Lippen wieder die Luft einströmen lassen. Achten Sie dabei mit Hilfe Ihrer Hand darauf, dass sich Ihr Bauch hebt. Diese Übung hilft Ihnen nicht nur, die richtige Atmung beim Sprechen zu erlernen, sondern trainiert auch Ihre Stimme allgemein und hilft, wenn Sie Schwierigkeiten mit den einzelnen Lauten haben. Diese Übung kann man auch gut als Aufwärmtraining für die Stimme, zum Beispiel vor einer Gesangsprobe, nutzen.

Die folgende Übung kann Sie sogar dahingehend trainieren, dass Sie länger sprechen können, ohne zwischendurch zu oft einatmen zu müssen. Diese Übung wird auch im Stehen durchgeführt. Atmen Sie durch das Zwerchfell, also mit Hilfe der Bauchatmung durch die Nase langsam und viel Luft ein. Dann atmen Sie in kurzen Stößen aus und formulieren dabei immer wieder den f-Laut. Nach jedem Atemstoß, der durch Ihre Lippen dringt, halten Sie den Luftstrom wieder an, bevor Sie den nächsten Laut produzieren. Wenn Sie die gesamte Luft auf diese Weise ausgeatmet haben, atmen Sie nicht sofort wieder ein, sondern zählen erst langsam bis zwei oder drei, ehe Sie den Vorgang wiederholen. Diese Übung trainiert den sogenannten Abatmungs-Vorgang während des Sprechens, also das langsame Austreten von Luftstößen, ohne dass Sie also nach einem Wort die gesamte Luft ausatmen und dann schnell wieder einatmen müssen. Solche Übungen sind zum Beispiel auch wichtig für Moderatoren, Schauspieler oder aber Politiker.

Für die letzte Übung, die wir Ihnen vorstellen wollen, können Sie sich wieder hüftbreit hinstellen und beugen leicht Ihre Knie. Nun legen Sie beide Hände etwas unter dem Bauchnabel ineinander. Sie zeigen nach oben. Während Sie langsam einatmen, bewegen Sie Ihre Hände bis zu Ihrer Brust nach oben. Dort drehen Sie die Handflächen, sodass Sie wieder nach unten zeigen, dann atmen Sie wieder aus und drücken dabei Ihre Hände wieder bis zum Bauchnabel nach unten. Hierbei erlernen Sie eine sehr entspannende Technik, wie Sie ganz automatisch durch die Bewegung Ihrer Hände dazu angeleitet werden, tief genug ein- und auszuatmen. Dabei können Sie sich auch ganz auf Ihre Hände konzentrieren!

Da wir schon bei den negativen als auch auf den positiven Effekten auf die verschiedenen Auswirkungen der Atmung auch beim Sport zu sprechen gekommen sind, sollte hier in ein paar Sätzen über die Übung der Atmung beim Sport geredet werden – auch wenn man damit ein eigenes Buch füllen könnte. Hier sollte auf eine tiefe Bauchatmung geachtet und generell der Organismus gerade beim Ausdauersport nicht überlastet werden. Sie sollten nicht nach Luft hecheln müssen! Für das Krafttraining gilt immer: Während der Anspannungsphase der Muskeln sollten Sie durch Ihren Mund kontrolliert und kontinuierlich - nicht etwa die Luft anhalten - sondern ausatmen, während Sie in der Entspannungsphase wieder durch Ihre Nase tief einatmen. Auch wenn dies für viele Freizeitsportler im ersten Moment eine größere Umstellung bedeutet, lohnt es sich auf jeden Fall und verstärkt die ohnehin schon positiven Effekte des Sports.

Nun haben Sie einige Übungen kennengelernt, mit denen Sie effektiv Ihre Atmung auch langfristig verbessern können. Üben Sie ruhig mehrmals die Woche und wiederholen Sie die Übungen einige Male. So speichert Ihr Unterbewusstsein die bessere Atmung ab und diese kann im Alltag, wenn Sie nicht ausdrücklich an Ihre Atmung denken, angewendet werden.

HÄUFIGE FEHLER

Zuerst einmal sollten Sie wissen: Eigentlich können Sie nicht wirklich etwas falsch machen. Bei den eben vorgestellten Übungen können Sie nichts verschlimmern, wenn Sie irgendwelche Fehler machen sollten. Egal wie oft oder wie Sie die Atemübungen durchführen, auch wenn Sie dadurch keine gesteigerte Lungenfunktion erreichen: Sie beginnen auf Ihre Atmung zu achten und setzen sich mit Ihrem Körper auseinander. Das ist enorm wichtig und hat auf jeden Fall immer eine positive Wirkung. Trotzdem gibt es allerdings einige Punkte, auf die Sie achten können, um Ihre Übungseinheiten so zu verbessern, sodass Sie Ihre Beschwerden merklich lindern, sich wirklich entspannen und vor allem langfristig Ihre Atmung verbessern können.

Ein wichtiger Punkt, der viele betrifft: Hetzen Sie sich nicht durch falschen Ehrgeiz. Viele gehen sofort sehr motiviert an die Übungen heran und wollen sogleich jede Übung zehnmal wiederholen und alles richtig machen. Hierbei ist das Problem, dass die meisten Menschen dann die Übungen viel zu schnell machen. Dabei geht es gerade darum, sehr langsam ein- und auszuatmen. Nehmen Sie sich ausgiebig Zeit und wenn das einmal nicht in vollem Umfang möglich ist: Suchen Sie sich 1-2 Übungen heraus, die Sie dann zwei- bis dreimal wiederholen - in Ruhe- das wirkt sich besser auf Ihre Atmung aus als der falsche Ehrgeiz, der Sie dazu bringt, Ihre Atmung zu beschleunigen. Bei der Atemtherapie geht es ja gerade darum, dem Körper Entspannung zu geben und sich nicht sofort wieder zu stressen. Wenn Sie sich selbst unter Druck setzen, kann es außerdem passieren, dass Sie sich unmerklich bei den Übungen verspannen und dabei nicht die richtige Atemtechnik anwenden können.

Außerdem empfiehlt es sich, vor dem Training darauf zu achten, nicht zu viel zu essen. Am besten trainieren Sie 2-3 Stunden nach Ihrer Mahlzeit. Denn sonst ist der Magen gefüllt, Sie können sich nicht richtig auf Ihre Atmung konzentrieren und eventuell drückt Ihr voller Bauch auf Ihre Lunge. Zudem ist es wenig ratsam, mit einem gefüllten Magen die Bauchatmung zu üben, das ist doch ein eher unangenehmes Gefühl. Geben Sie Ihrem Körper auch etwas Zeit nach dem Essen, einfach zu verdauen.

Ein häufiger Fehler ist zudem, dass viele Menschen, die die Atemübungen im Sitzen oder Stehen machen, anfangs eine falsche Haltung einnehmen. Diesen Fehler kann man aber ganz leicht korrigieren. Versuchen Sie Ihren Rücken wirklich gerade zu ziehen, als würden Sie auf Ihrem Kopf ein Buch balancieren. Hohlkreuz oder ein Buckel sollten auf jeden Fall vermieden werden. Nur so können Sie Ihren Atmungsbereich wirklich spüren und Ihre Lunge hat auch genug Platz sich auszubreiten. Zudem können Sie so Ihre Wirbelsäule entlasten und nicht nur die richtige Atmung für den Alltag abspeichern, sondern auch gleich die richtige Haltung! Vor allem für Menschen, die des Öfteren unter Verspannungen im Rücken leiden ist dies besonders wichtig. Versuchen Sie, wenn in der Übung keine andere Anweisung für Ihre Arme steht, diese ganz locker herunterhängen zu lassen. Wenn Sie eine Übung im Sitzen durchführen, können Sie Ihre Hände sanft auf Ihren Schoß legen und wenn Sie gerade auf Ihrem Rücken liegen, legen Sie Ihre Arme ausgestreckt neben den Körper. Die Hände berühren dabei den Boden. Auf diese Weise können Sie sich am besten auf die Atmung konzentrieren und auch Ihre Arme kommen etwas zur Ruhe.

Bei den allermeisten Übungen ist es wichtig,

dass die Phase der Ausatmung länger dauert als die Phase der Einatmung. Viele denken, dass das Problem bei der Fehlatmung ist, dass man nicht tief genug einatmet. Dies ist aber nicht immer der Fall. Die allermeisten Menschen, die von einer Fehlatmung betroffen sind, atmen nicht lange und gründlich genug wieder aus. Wie Sie im ersten Teil dieses Buches allerdings erfahren haben, ist es nicht nur wichtig, dass genügend Sauerstoff in die Lunge gelangt, sondern viele Probleme kommen dadurch zustande, dass wir das entstandene CO_2 nicht gründlich genug wieder ausatmen. Das soll durch die Atemübungen also ebenfalls trainiert werden. Um dies gut zu üben, ist es am besten, durch die Nase einzuatmen und durch die Lippenbremse auszuatmen. Achten Sie darauf, dass beim Ausatmen möglichst gleichmäßig viel Luft durch die Lippen strömt - dieser Vorgang sollte mehrere Sekunden dauern. Wenn Sie dies verinnerlicht haben, entlasten Sie Ihren Körper enorm, der eventuell schon längere Zeit immer zu viel CO_2 in sich hatte.

Es empfiehlt sich bei den Übungen außerdem, die Augen zu schließen. Konzentrieren Sie sich ganz auf Ihre Körpermitte. Anfangs können Sie sich vor den Übungen auch einige Minuten Zeit nehmen, die Augen schließen und im Geist alle Organe und Muskeln durchgehen, die bei Ihrer Atmung beteiligt sind und die gleich beansprucht werden. Dies ist eine bewährte Methode bei der progressiven Muskelentspannung und sie hilft Ihnen, ein Gefühl für die an der Atmung beteiligten Strukturen zu bekommen und sich generell zu entspannen. Dieser Prozess sammelt zudem wertvolle Energie für die darauffolgenden Übungen.

Es gibt Fälle, wo von auftretender Hyperventilation während der Atemübungen berichtet wurde. Dies kann der Fall sein, wenn Sie gerade am Anfang lange am Stück trainieren und die Übungen noch nicht gewohnt sind. Das passiert dadurch, dass die Lunge stärker mit Luft gefüllt und geleert wird, als Sie es eigentlich gewohnt ist und so das gesamte Kreislaufsystem durcheinandergerät. Wenn Sie Anzeichen einer Hyperventilation bemerken, beenden Sie Ihr Training sofort. Anzeichen sind meist auftretender Schwindel oder dass man Pünktchen vor den Augen sieht. Erst wenn man diese Zeichen ignoriert, kann es dazu kommen, dass Ihnen die Knie schwach werden oder Sie sogar in Ohnmacht fallen. Auch wenn eine Hyperventilation per se nicht gefährlich ist, sollte sie dennoch vermieden werden, weil es eine unnötige Belastung für den Kreislauf darstellt und man sich bei einer Ohnmacht verletzen kann. Es ist also wichtig, es erst gar nicht zu einer Hyperventilation kommen zu lassen. Trainieren Sie auf Grund dessen nicht zu lange. Suchen Sie sich lieber nur 2-3 Übungen heraus und machen Sie danach wieder eine Pause. Eine Möglichkeit wäre auch, Ihr Training über den Tag zu verteilen und so immer nur kurz die richtige Atmung zu üben. Gerade Anfänger sollten darauf achten.

Wo Sie allerdings etwas in dem Sinne falsch machen können, dass es Ihnen sogar schaden könnte, ist der Fall, dass Sie Ihre Atmung beim Sport verbessern wollen. Dies ist ein komplexes Thema, bei dem Sie auf jeden Fall etwas Übung brauchen, um die richtige Atmung draufzuhaben. Am besten lassen Sie sich auch einmal professionell beraten. Sie sollten auf jeden Fall immer auf eine gleichmäßige Atmung bei Ihren Übungen oder Sporteinheiten achten. Wenn Sie merken, dass Sie aus der Puste kommen und Ihnen das nicht mehr gelingt, lohnt es sich, einen Gang zurückzuschalten und wieder auf ein Tempo zu kommen, bei dem sie gleichmäßig und tief einatmen können. Ein häufiger Fehler, der beim Krafttraining passiert, ist, dass der Sportler während der Anspannungsphase automatisch die Luft anhält. Dies kann allerdings wirklich schädlich sein, da hierbei ein enormer Druck auf die Gefäße, Organe und das Herz ausgeübt wird.

Ihr Blutdruck steigt folglich an. Auch wenn es am Anfang ungewohnt wirkt, atmen Sie während der Anspannungsphase kontrolliert durch Ihren Mund - das können Sie auch per Lippenbremse einmal ausprobieren - aus und atmen Sie danach, wenn Ihre Muskeln wieder entspannt sind, durch die Nase ein. Übrigens: Für Ausdauersportler ist es außerdem wichtig, Seitenstechen vorzubeugen. Wählen Sie ein moderates Lauftempo und achten Sie vor allem bei Steigungen oder Senkungen darauf, gleichmäßig zu atmen. Wärmen Sie Ihren Organismus richtig gut auf, damit er sich an eine schnellere Atmung gewöhnen kann und weiß, dass er gleich mehr leisten sollte. Gerade beim Sport gilt also ebenfalls: Vermeiden Sie falschen Ehrgeiz, der sogar schädlich sein kann! Es kommt bei vielen Sportübungen darauf an, die richtige Technik anzuwenden, dann erzielen Sie auch die besten Erfolge und verhindern möglicherweise Verletzungen oder Langzeitfolgen. Ansonsten ist Sport allerdings ein tolles Mittel, Ihre Atemübungen zu unterstützen: Sie trainieren Ihre Lungenfunktion hierbei ebenfalls, verhindern Verspannungen, verringern Stress und können außerdem an der frischen Luft trainieren, was Ihren Organismus und die Lunge im wahrsten Sinne des Wortes befreien kann. Allgemein ist es einfach wichtig, auf die Signale zu hören, die Ihnen Ihr Körper sendet. Finden Sie eine Übung irgendwie komisch oder fühlt sie sich falsch an, dann hören Sie einfach auf und suchen Sie sich eine andere heraus, die Ihnen leichter fällt und angenehmer vorkommt. Die Atemübungen sollten zur Entspannung führen und nicht etwa dazu, dass Sie sich womöglich noch weiter verkrampfen und Ihre möglichen Beschwerden so sogar verschlimmern.

Wie Sie sehen, gibt es wenige mechanische Fehler, die Sie wirklich falsch machen können. In jedem Fall lohnt es sich, auf seinen Körper zu hören und auf seine Atmung zu achten. Auch wenn Sie am Anfang einmal Zweifel haben, ob Sie die Übungen richtig durchführen, bewahren Sie einfach Ruhe und lesen Sie sich noch einmal die Beschreibungen der

Übungen durch. Schauen Sie, ob Sie Bilder oder Videos für bestimmte Übungen finden. Die meisten Atemübungen sind aber sehr einfach durchzuführen und verbuchen den besten Erfolg! Atmen ist nämlich etwas, was jeder kann – und jeder, unabhängig von seinem Kenntnisstand oder seiner Fitnessform, kann auch die richtige Atmung erlernen. Also steht Ihrer Atemtherapie nichts mehr im Wege!

Mit etwas Disziplin zum Erfolg

Nun wissen Sie ganz genau, wie Sie Ihre Atmung verbessern können. Trotzdem gibt es einige abschließende Worte dazu zu sagen, wie Sie am besten schnell zu den ersten Ergebnissen kommen und eventuelle Beschwerden verringern können. Wie eben schon angedeutet, sollte man gerade am Anfang etwas Geduld mit sich und seinem Körper haben. Die Umstellung von einer oft jahrelangen Fehlatmung zu einer guten Atmung kann etwas Zeit in Anspruch nehmen. Kurzfristige

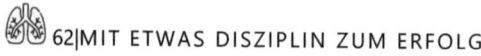

Erfolge sind aber trotzdem zu erwarten. Jede einzelne Übung hilft nämlich Ihrem Körper zu entspannen und Stress abzubauen. Allein dieser Faktor ist immens wichtig, um die Atmung generell schon einmal zu verlangsamen. Sie können hierbei Ihre Atemübungen auch gerne mit einer Yogastunde verknüpfen und Ihrem Körper doppelt etwas Gutes tun.

Wenn Sie allerdings schon jahrelang Symptome haben, die eine Fehlatmung als Ursache haben, können Sie nicht erwarten, dass Sie nach einer Woche wieder symptomfrei sind. Denn hierbei ist es essentiell, dass Sie sich nicht nur in den Phasen, in denen Sie die Übungen machen, auf Ihre Atmung konzentrieren, sondern sich die richtige Atmung auch im Alltag aneignen. Nur so können langfristig alle Organe den ganzen Tag über mit ausreichend Sauerstoff versorgt werden und etwaige Beschwerden durch die Unterversorgung verringert und vermieden werden. Wenn Sie sich unsicher sein sollten, ob Ihre Symptome wirklich von einer Fehlatmung herrühren, ist ein Gang zum Arzt angebracht, um andere organische Ursachen auszuschließen.

Trotzdem lohnt es sich, bei den Atemübungen am Ball zu bleiben und regelmäßig zu trainieren.

Fangen Sie mit kurzen Übungseinheiten an und steigern dann immer wieder die Länge. So lernen Sie anfangs, sich regelmäßig zu entspannen und die Übungen in Ihren Wochenablauf mit einzuplanen. Prinzipiell gibt es keine Empfehlung, wie oft Sie üben sollten. Wenn Sie nur an ein bisschen Entspannung und Stressabbau interessiert sind, können sie zwei- bis dreimal die Woche üben oder dann, wenn Sie gerade einen sehr stressigen Tag hinter sich haben. Sollten Sie allerdings körperliche Symptome haben, ist es angebracht, so oft wie möglich zu üben – am besten einmal am Tag. So kann Ihr Unterbewusstsein die neue Atemtechnik wirklich verinnerlichen und auch im Alltag anwenden. Üben Sie einfach so, wie Sie sich wohl fühlen. Ein bisschen Disziplin gehört mit Sicherheit auch dazu, wenn man seine Atmung wirklich umstellen muss. Trotzdem haben Sie jetzt genug Gründe, diese Disziplin auch aufzubringen.

Es gibt also keine Grundregel, wie lange die Umstellung auf die richtige Atmung dauert, denn das ist bei jedem verschieden. Aber auch schon am Anfang können Sie die ersten Erfolge als Motivation sehen, weiterzumachen und neben der Entspannung auch langfristige Ziel zu erreichen. Haben Sie sich erst einmal an die Übungseinheiten gewöhnt, wird es Ihnen mit der Zeit sehr viel leichter fallen. Eventuell können Sie sich ja auch einen Partner suchen, der mit Ihnen die Übungen macht. Zusammen macht das gleich noch viel mehr Spaß und Sie können sich gegenseitig über die Übungen, Ziele und Erfolge austauschen. Allerdings sollte dieser Partner Sie nicht während der Übung ablenken.

Um noch mehr mit Ihrem Körper während der Übungen ins Reine zu kommen, können Sie darüber nachdenken, leise Entspannungsmusik anzumachen, um vollends vom Alltag abschalten zu können und nicht während der Übungen gedanklich abzuschweifen. Wenn Sie ein sehr ehrgeiziger Mensch sind, können Sie sich auch immer wieder neue Atemübungen heraussuchen und einen richtigen Trainingsplan erstellen. Allerdings ist hier auch Vorsicht geboten! Sie sollten nicht die Lust daran verlieren und nur trainieren, weil Ihr Plan es Ihnen vorschreibt. Deshalb sind ein paar freie Tag in diesem Plan auf jeden Fall einzuzeichnen.

Das Gute an der Atemtherapie ist ja, dass Sie keinerlei Equipment brauchen: Alles, um Ihre Lunge und Ihren Organismus zu unterstützen, haben Sie bei sich. Nutzen Sie diesen Vorteil also und legen Sie sich Übungen zurecht, die Sie auch währenddessen machen können. Egal, ob in der Bahn, auf dem Weg zur Arbeit, im Büro oder eben beim Sport: Auch hier lohnt es sich, ab und an mit einer Übung einfach selbst zu kontrollieren, ob man gut atmet oder Ihr Körper Ihnen womöglich schon Signale in Form von Symptomen sendet, dass Sie momentan Ihre Organe unterversorgen. Dann ist der Zeitpunkt gekommen, um tief ein- und auszuatmen.

Ganz abseits der vielen Übungen, die sie regelmäßig machen können, gibt es natürlich auch noch den Fall, dass Sie ein Angstpatient sind. Egal, welche Angst Sie haben, ob Ihnen die nächste Prüfung Bauchschmerzen bereitet oder aber Menschenmassen – trainieren Sie ein bis zwei Übungen so gut, dass Sie sie jederzeit anwenden können, auch wenn Sie Panik überkommt. Es kann Ihnen wirklich enorm helfen, in diesen Situationen sich dadurch selbst zu beruhigen und die Angst besser zu überstehen. Auch hier ist das Gebot: Übung macht den Meister! Wenn Sie anfangs die Angst mit den Übungen noch nicht in den Griff bekommen, hilft es, weiter zu üben bis Sie es schaffen, sich damit auf andere Gedanken zu bringen. Wenn Sie in Therapie sind, wird Ihnen Ihr Therapeut mit Sicherheit auch Atemwerkzeuge an die Hand geben, mit denen Sie Ihre Angst auf Dauer besser kontrollieren können.

Wenn Sie dabei sind, Ihre Atmung beim Sport besser unter Kontrolle zu haben, sollten Sie auf jeden Fall anfangs einen Gang zurückschalten. Vielen fällt es bei Bewegung schwerer, ihre Atmung richtig zu kontrollieren und überhaupt erst mal zu fühlen, wie sie gerade atmen. Daher planen Sie für Ihr nächstes Workout mehr Zeit ein, in der Sie aber weniger leisten müssen. Gewöhnen Sie sich langsam an eine gleichmäßige Atmung, zum Beispiel beim Joggen, und steigern Sie erst wieder die Leistung, wenn Sie das Gefühl haben, Ihre Atmung nun wirklich unter Kontrolle zu haben. Auch beim Krafttraining gilt das Gleiche: Reduzieren Sie die Wiederholungszahl der Übungen, führen Sie diese sehr bedacht und langsam durch – das verspricht auch den größten Erfolg für Ihre Muskeln! Eventuell haben Sie ja sogar schon einen Trainingsplan für Ihren Sport. Diesen gilt es dann also zu modifizieren und auf die Atemtherapie umzustellen. Es kann Ihnen auch helfen, bevor Sie Ihr Workout beginnen, einige entspannende Atemübungen zu machen. Hierbei bekommen Sie schon ein Gefühl für Ihre Atmung und wenn Sie schon geübt darin sind, Ihre Atmung in Ruhe zu kontrollieren, dann wird es Ihnen auch in der Bewegungsphase leichter fallen. Ein letzter Tipp für alle Sportler: Holen Sie sich ein Fitnessband, welches Ihren Puls misst oder messen Sie regelmäßig während oder nach dem Training Ihren Puls. Dies liefert Auskunft darüber, ob das Training vielleicht nicht etwas zu anstrengend war. Wenn Ihr Puls nämlich außergewöhnlich hoch ist, hatte Ihr Herz Mühe, alle Organe mit Sauerstoff zu versorgen. Natürlich muss der Puls bei Sport erhöht sein, aber nicht in dem Maße, dass Sie kaum noch Luft bekommen. Fürs Joggen gilt die Faustregel: Laufen Sie nur so schnell, sodass Sie es immer noch schaffen, ein kurzes Gespräch dabei zu führen, ohne nach Luft schnappen zu müssen.

Nun haben Sie das ganze Werkzeug in der Hand, um Ihre Atmung zu verbessern. Viel Erfolg und viel Spaß dabei!

Herstellung und Verlag:

BoD – Books on Demand, Norderstedt

ISBN: 9783751930369

© Saskia Driemel 2020

1. Auflage

Kontakt: Psiana eCom UG/ Berumer Str. 44/ 26844 Jemgum

Covergestaltung: Fenna Larsson

Coverfoto: depositphotos.com

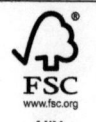

FSC
www.fsc.org

MIX

Papier aus ver-
antwortungsvollen
Quellen
Paper from
responsible sources

FSC® C105338